HYGIÈNE

DES

BAINS DE MER

PRÉCÉDÉE

DE CONSIDÉRATIONS SUR LES BAINS EN GÉNÉRAL

PAR

Le Dr DURIAU

Ancien chef de Clinique à la Faculté de Médecine de Paris,
Secrétaire adjoint de la Société des Sciences, des Lettres et des Arts
de Dunkerque, etc.

PARIS

ADRIEN DELAHAYE, LIBRAIRE-ÉDITEUR

PLACE DE L'ÉCOLE-DE-MÉDECINE

1865

HYGIÈNE

DES

BAINS DE MER

PRÉCÉDÉE

DE CONSIDÉRATIONS SUR LES BAINS EN GÉNÉRAL

OUVRAGES DU MÊME AUTEUR :

Parallèle du typhus et de la fièvre typhoïde. 1855, in-8° de 55 pages.

Etude clinique et médico-légale sur l'empoisonnement par la strychnine. 1862, in-8° de 19 pages.

De la Péliose rhumatismale ou érythème noueux rhumatismal. 1858, in-8°.

Etude clinique sur l'apoplexie de la moelle épinière et sur les paralysies des extrémités inférieures. 1859, grand in-8°.

HYGIÈNE

DES

BAINS DE MER

PRÉCÉDÉE

DE CONSIDÉRATIONS SUR LES BAINS EN GÉNÉRAL

PAR

Le Dr DURIAU

Ancien chef de Clinique à la Faculté de Médecine de Paris,
Secrétaire adjoint de la Société des Sciences, des Lettres et des Arts
de Dunkerque, etc.

PARIS

ADRIEN DELAHAYE, LIBRAIRE-ÉDITEUR

PLACE DE L'ÉCOLE-DE-MÉDECINE

1865

AVANT-PROPOS

Ce travail n'était pas destiné à sortir de l'enceinte où il a été lu ; mais des personnes très-bienveillantes, à qui ces notions ont paru intéressantes, m'ont vivement sollicité de les coordonner, espérant y trouver, au besoin, un guide pour l'usage des bains de mer. Je cède donc seulement à leurs instances en publiant aujourd'hui ce qu'elles n'ont pas dédaigné de venir écouter.

Autant qu'il m'a été possible de le faire, j'ai conservé à mes paroles la physionomie que nécessitait une lecture publique, sans y rien ajouter, mais aussi sans rien retrancher. A ces différents points de vue, cette œuvre est donc incomplète; quoi qu'il en soit, les incorrections qui s'y rencontrent me seront, je l'espère, pardonnées, en raison du but que je me suis proposé : *vulgariser des connaissances utiles et nécessaires.*

Dunkerque, 1er mars 1865.

HYGIÈNE

DES

BAINS DE MER

PRÉCÉDÉE

DE CONSIDÉRATIONS SUR LES BAINS EN GÉNÉRAL

PREMIÈRE PARTIE

DES BAINS EN GÉNÉRAL.

Lorsque j'ai entrepris d'exposer dans cette conférence les principales règles de la science balnéologique, en particulier l'hygiène des bains de mer, je ne me suis point dissimulé que, si cette étude a pu paraître intéressante à quelques-uns d'entre vous, d'aucuns cependant on dû regarder ma tentative comme une œuvre inutile. Quoi de plus simple et de plus facile, en effet, que de se plonger dans un bain d'eau chaude, d'y rester quelque temps, puis d'en sortir ? C'est l'histoire éternelle du bourgeois gentilhomme qui fait, sans le savoir, l'application des grandes lois de l'hygiène. De même est-il rien de plus aisé que d'aller à la plage, entrer dans l'eau, y faire quelques rondes, y rester même aussi longtemps qu'on le peut, puis s'en retourner chez soi, ou bien encore s'asseoir sur le sable ainsi que je l'ai vu pratiquer par des gens de bon sens *qui ne se doutaient guère des dangers auxquels ils s'exposaient?* Évidemment tout cela paraît être de la plus grande simplicité; aussi a-t-on quelque peu le droit de dédaigner les conseils qui ont pour but de régler cette pratique. J'ai cru cependant faire œuvre très-utile en venant vous parler ici de l'hygiène des bains, et comme preuve de l'utilité de cette étude je veux de suite vous citer un fait dont j'ai été témoin et qui vous mettra à même de juger la question.

Une vieille femme de 62 ans vint un jour (c'était en janvier 1858) à la consultation du bureau de bienfaisance. J'écoute ses doléances : elle se plaignait d'une éruption qui la privait de sommeil et partant troublait tout son individu. Examen fait, je constate que la plaignante n'avait d'autre éruption que celle qu'occasionnaient des milliers de parasites très-incommodes. Je me bornai donc à lui conseiller quelques soins de propreté, en lui interdisant expressément l'usage d'un bain que, d'après le conseil de sa voisine, elle réclamait avec grandes supplications. Convaincue que le médecin se trompait sur la nature de son mal (car beaucoup de malades ont coutume d'en savoir plus long que leur médecin), et voulant quand même avoir raison de cette éruption malencontreuse, cette vieille s'en alla au bain. *C'était*, je le répète, *en hiver*, *et cette femme n'avait jamais pris de bain.* Afin d'en tirer tout le parti possible, elle y resta près d'une heure. Il est presque inutile de vous conter la suite de cet incident : cette femme prit une pneumonie et succomba huit jours après. Eh bien, cela fût-il *arrivé* si cette malheureuse n'eût pas attendu

62 ans pour prendre son premier bain ? Car, sinon d'après les autres, du moins par elle-même, elle eût acquis une certaine expérience qui lui eût interdit de rester si longtemps dans un bain qui était froid au moment où elle en sortit.

Ce seul fait, auquel chaque médecin peut en ajouter de semblables, prouve surabondamment l'importance de la balnéation et la nécessité impérieuse de connaître les circonstances qui permettent, facilitent ou interdisent leur usage.

Aperçu sommaire des usages de la peau. — Ceci posé nous pouvons entrer dans le sujet, et avant toutes choses, laissez-moi vous parler, car je dois le faire, des fonctions de la peau. Je dis que je ne puis passer cette question sous silence, car elle est, en quelque sorte, le pivot de la science balnéologique ; constamment nous allons la retrouver sur notre route, et c'est elle qui nous permettra d'interpréter les faits dont nous serons témoins.

Quelques personnes, je le sais, ne sont habituées à considérer la peau que comme un organe de protection qui sépare le corps du monde extérieur, ou bien encore comme un organe de délimitation destiné à donner au corps les formes onduleuses qu'on lui connaît. Mais, au-dessus de cela, il y a d'autres fonctions plus importantes et qui sont parfois pour la médecine d'un secours bien puissant. Un exemple va, de suite, vous démontrer la vérité de mon assertion.

Je fus mandé un jour auprès d'une dame de 59 ans (1), se plaignant d'une oppression extrême et

(1) Aujourd'hui ma belle-mère.

d'une fièvre intense. Après examen, je trouve qu'il ne s'agissait de rien moins que d'une pneumonie, et je formule à ma malade les prescriptions que réclamait son état : « Des médicaments, me dit-elle, je n'en ai jamais pris et n'en prendrai jamais. » Cela fut dit d'un ton si formel que, malgré toutes mes tentatives et l'assurance d'un danger imminent, rien n'ébranla la fermeté de cette dame. Il fallait pourtant agir, car le cas ne permettait pas une expectation hasardeuse qui eût pu sauver la malade, mais dont elle aurait aussi pu être la victime. Je lui fis prendre un bain d'une température élevée et telle qu'une transpiration qui ne dura pas moins de trente-six heures en fut la conséquence, et sa peau devint sur toute son étendue d'un rouge presque écarlate. La tentative avait été hardie, les circonstances l'avaient commandée, mais la malade guérit. Je venais par ce moyen de m'adresser à l'une des plus importantes fonctions de la peau. Mais je me hâte de vous dire qu'il s'agissait d'une personne ayant l'habitude du bain, chez laquelle, par conséquent, on avait tout lieu de s'attendre à un fonctionnement régulier de la peau et qui, enfin, était surveillée dans le cas où ce fonctionnement eût été incomplet.

Il y a donc un intérêt capital à savoir combien est puissant le parti qu'on peut retirer de cette membrane, et s'il est utile de prendre des bains, il est plus nécessaire encore de savoir en vertu de quelles lois le bain sera nuisible ou avantageux. La peau a donc des fonctions de premier ordre et qui, sous le point de vue qui nous occupe, sont relatives :

1° Au maintien de la température propre du corps;

2° A l'exhalation ou formation de la sueur ;

3° A l'absorption ou pénétration des liquides du bain dans le corps de l'homme.

1° *La peau est destinée au maintien de la température animale*, cette grande loi qui régit la plupart des phénomènes de la vie. Ainsi qu'on le sait, l'homme possède mieux que tout autre animal la faculté de se plier à des exigences de température bien variables, sans percevoir néanmoins une augmentation ou une diminution thermométriques considérables. Deux degrés seulement séparent la température de l'habitant du Sénégal qui se trouve exposé à une chaleur de + 50° de celle de l'habitant de la Sibérie soumis à un froid de — 48°. Or, c'est la peau qui sert à maintenir cet équilibre de température, de manière à produire la chaleur quand elle est nécessaire, ou pour en empêcher les funestes effets quand il est besoin ; et si elle produit la chaleur, c'est qu'elle est le théâtre d'un travail incessant de composition et de décomposition : par suite de la circulation active qui se fait au milieu d'elle. Du reste, si ce n'était à la peau que serait dévolue cette importante fonction, comment ne subirait-elle pas forcément l'influence des corps voisins qui par leur rayonnement tendent sans cesse à établir l'équilibre de température ? La peau sert donc alors de barrière, et quand, par suite d'un accident, cette membrane a disparu, les organes intérieurs n'ayant point, eux, cette faculté de résister à la température ambiante, subissent une modification pathologique qu'on a coutume d'appeler l'inflammation. Grâce à ce travail, ils conservent alors leur température propre.

2° Une autre fonction de la peau est de *donner naissance à la sueur.*

D'où vient cette sueur? Est-elle déversée à la surface tégumentaire comme un liquide qui traverserait un canevas? Non, elle se forme dans des glandes qui pour cette raison ont été désignées sous le nom de *sudorifères* ou *sudoripares.* Ces glandes sont situées dans le tissu graisseux qui double l'intérieur du derme et sont constituées par des tubes très-fins, enroulés sur eux-mêmes à l'une de leurs extrémités et s'ouvrant par l'autre à la surface de la peau.

La sueur renferme de l'eau, des sels de soude et de potasse à l'état de phosphates, lactates, carbonates et sulfates et de plus de la matière azotée : c'est donc une humeur excrémentitielle, et lorsque dans un bain on fait appel à cette fonction, on retire du corps autre chose que de l'eau, c'est un liquide chargé de matières organiques ; et, par conséquent, on produit alors une véritable dépuration.

Si le froid empêche la transpiration, l'élévation de la température l'active, au contraire ; la circulation de la peau étant excitée augmente la sécrétion de la sueur, et l'air peut alors se charger d'une plus grande quantité de liquide.

Cette fonction concourt donc comme la précédente au maintien de l'équilibre de température, et à ce sujet, on peut citer l'expérience des médecins anglais qui, dans une étuve, voyaient le corps se couvrir de sueur, tandis que la boule du thermomètre plongée dans la bouche ne produisait guère d'oscillation dans le niveau du mercure.

(Nous allons, du reste, voir tout à l'heure combien cette transpiration suit rigoureusement l'élévation de température des bains.)

3° *Absorption par la peau.*— J'aborde maintenant une des questions les plus controversées, qui a passionné longtemps et jusqu'à ces dernières années les physiologistes de tous les pays, permettez-moi donc de m'y arrêter un instant. Du reste cette étude va singulièrement simplifier l'examen de quelques autres questions. Il n'était pas non plus sans intérêt que ce point fût élucidé; car pouvait-on sans une arrière-pensée désespérante voir la peau, dernière limite de l'organisation, donner impunément passage aux substances avec lesquelles elle se trouvait en contact. C'est, en effet, le dernier terme dans lequel on peut résoudre la question; la peau laisse-t-elle, oui ou non, passer les liquides et les gaz dans lesquelles elle est plongée. Vous comprenez déjà que pour arriver à une solution il a fallu faire usage des bains.

Il va sans dire que nous ne parlons point des cas où la peau est dépouillée de son épiderme ni de ceux de la vaccine ou de la morsure des vipères; dans ces cas en effet, ce n'est point sur la peau mais dans son intérieur qu'est déposé le liquide vaccinifère ou le venin du serpent. De même il est inutile de répéter les expériences de Sanctorius qui avait constaté une augmentation du corps par le temps humide. Car il est nécessaire de vous dire que, si nous avons une peau, un tégument à l'extérieur, nous en possédons un semblable à l'intérieur qui n'est autre qu'un prolongement ou une continuation du premier : je veux parler de la membrane qui tapissant la bouche et les fosses nasales, va jusque dans les dernières ramifications des bronches. Or cette membrane excessivement ténue et vasculaire est le siége d'une absorption considérable, et quand Sanctorius faisait la remarque précitée, il ne tenait pas compte de la véritable cause de son augmentation de poids : la vapeur d'eau inspirée et absorbée par ses poumons. Un autre observateur, Cruikshank, ayant affaire à un malade qui ne pouvait avaler, calma sa soif en lui faisant prendre deux bains par jour pendant un mois. Ici encore même cause d'erreur. Vint ensuite Seguin, le collaborateur de l'illustre et infortuné Lavoisier ; il prétendit que la peau n'absorbe nullement dans le bain, et si le poid du corps augmente, dit-il, c'est parce que l'absorption pulmonaire est plus active. Currie, médecin anglais, va même jusqu'à affirmer que dans un bain, le poids du corps diminue. Le professeur Berthold, au contraire, à la suite de pesées successives faites sur lui-même, soutient que la peau absorbe.

En présence de cette divergence d'opinons, d'autres expérimentateurs ont cherché à tourner la difficulté, ils ne se sont plus occupés des variations du poids du corps, mais ils ont recherché si le niveau du liquide du bain diminuait ou augmentait ; c'est ainsi que Simpson avait remarqué que dans un bain de pied prolongé le niveau de l'eau baissait sensiblement. Collard de Martigny plongeant son bras dans des vases de différentes capacités pendant une heure entière, constatait le même résultat.

Quant aux matières que les liquides contenaient en suspension ou en dissolution, les expériences tentées jusque-là n'avaient pas un caractère plus précis, et pourtant, de même qu'on avait admis jusqu'à cette époque que la peau absorbait l'eau d'un bain, on avait aussi conclu en faveur des sels dissous dans cette eau. C'est même à cette circonstance qu'il faut attribuer le peu de faveur avec laquelle on avait admis les premières conclusions; car chaque jour on voyait des gens prendre des bains locaux ou généraux, de substances toxiques telles que le sublimé corrosif, sans en éprouver aucun symptôme facheux, et *pourtant il était admis qu'il y avait absorption.* Le fait paraissait sinon inexact, du moins très-discutable et douteux; la même incrédulité était réservée à la question fondamentale : l'absorption de l'eau par la peau.

Tel était à peu près l'état de la question lorsqu'en 1853, la Faculté de médecine de Paris mit au concours l'influence des bains sur la marche et la guérison des maladies. Pour traiter un tel sujet il fallait des données premières exactes et c'est ce qui manquait. Je me hasardai donc alors à recommencer toute l'étude de la question, et afin d'arriver à un résultat qui ne pût cette fois être mis en doute, il fallait éviter les causes d'erreur des devanciers, or ces causes les voici :

Jusque-là on avait considéré le corps de l'homme comme un instrument de physique ayant des limites, des degrès tranchés; on n'avait pas songé que chaque individu apporte avec lui sa caractéristique et de même que chaque maladie varie suivant l'organisme sur lequel elle se greffe, de même chaque personne a des variations dans les manifestations physiologiques de sa santé. De plus, il fallait éviter l'absorption pulmonaire qui avait constamment induit en erreur tous les observateurs. Enfin tous les phénomènes se modifiant suivant la température, ainsi que l'observa alors M. Kuhn, de Niederbronn, il importait de suivre chaque série thermométrique et de ne conclure que par série. Au lieu de prendre pour point de départ le zéro du thermomètre des physiciens, nous avons pris comme point de départ une température dans laquelle on ne perçoit aucune modification. Variable suivant chaque individu, cette normale existe entre 32° et 34°. C'est ce que nous avons appelé la température indifférente ou le point isotherme, au-dessus duquel nous avons constaté toujours une diminution du poids du corps ; au-dessous, au contraire, constamment il y a eu augmentation du poids du corps. En expérimentant pareillement, non plus avec de l'eau pure, mais avec des bains renfermant des matières salines dont la présence dans le corps était facile à démontrer, nous étions parvenu à constater le peu d'absorption de ces matières. Voici du reste les conclusions que nous avions tirées de ces diverses recherches :

1° L'absorption à la surface de la peau est manifestement prouvée par les bains à une température moins élevée que la surface tégumentaire.

2° L'absorption ne s'opère que dans cette circonstance ;

3° Son intensité est proportionnelle à la durée du bain ;

4° Elle ne favorise pas l'introduction dans l'économie des principes salins ou médicamenteux que l'eau tient en dissolution ou, du moins, si ces sels pénètrent dans l'organisme, l'analyse ne peut les y retrouver (il s'agissait, en effet, dans ces expériences, de dissolutions analogues à celles qu'on rencontre dans la nature, de même que le bain était réduit à sa plus grande simplicité) ;

5° Les bains dont la température surpasse celle du corps font prédominer l'exhalation cutanée, et celle-ci se manifeste par une perte en poids du corps immergé ;

6° Cette perte croît en raison directe de la durée et de l'élévation de température du bain ;

7° Au point isotherme il y a équilibre entre l'absorption et l'exhalation cutanée.

Ainsi se trouvait résolu pour nous ce grand problème de l'absorption par la peau, et ces conclusions formulées il y a dix ans n'ont guère été modifiées par les experimentateurs qui nous ont suivi. MM. Willemin, Sereys, et la commission de la Société d'Hydrologie médicale de Paris, sont arrivés au même résultat et ils ont été unanimes à confirmer nos recherches en les augmentant toutefois d'indications nouvelles qui n'entrent pas dans le cadre du sujet que nous traitons actuellement.

Application de ces données à la pratique balnéaire. — Tout ce qui précède va singulièrement diminuer la tâche qui nous reste. Si vous avez bien suivi les détails quelque peu ennuyeux dans lesquels je vous ai entraînés, vous avez vu que les phénomènes variaient toujours suivant la température du bain. Examinons donc maintenant les autres fonctions, nous retrouverons une même série de modifications analogues; ainsi lorsqu'un bain est pris à la température normale, la chaleur animale prise dans l'aisselle ou dans la bouche n'éprouve aucune modification ; mais les bains au-dessus de cette limite déterminent une élévation de température de 1°,04 après quinze minutes d'immersion dans le bain à 36° et de 1°,6 après dix minutes à 45° ; au contraire de 20° à 30° le thermomètre s'abaisse de 1°,5 après trente minutes d'immersion. En somme la température du baigneur se modifie toujours dans le sens de celle du bain. Nous pouvons ajouter que c'est encore dans le même ordre que surviennent les changements dans la circulation et la respiration. Mais un fait capital qui ressort d'expériences auxquelles nous nous sommes livré sur des chiens et des lapins relativement à la température trop basse ou trop élevée, c'est une imminence de mort, et même la mort, si l'animal n'est pas soustrait à ce milieu. Ainsi des animaux maintenus dans des bains à 45° ou des bains à 7° et 8°, avec immobilité du corps, n'ont pas tardé à succomber, emportés par une apoplexie pulmonaire ou des hémorrhagies dans d'autres organes. Ces faits n'ont besoin d'aucun commentaire, et si nous voulons résumer brièvement, en les coordonnant, les détails qui précèdent, nous dirons que :

1° Le bain chaud, au-dessus de la température du corps, est un bain qui affaiblira, excitera à la transpiration, amènera une accélération dans la respiration et la circulation, et par conséquent un bain qui ne doit être pris que dans des conditions déterminées, trop chaud même il est une cause de danger.

2° Le bain à la température du corps ou tempéré favorise le mieux l'harmonie des fonctions, ne laissant prédominer aucune d'entre elles, et par conséquent c'est un bain sédatif.

3° Le bain au-dessous de la température du corps calme davantage encore l'excitabilité, mais en favorisant l'absorption, il rend le sang plus fluide et soustrait au corps une plus grande somme de calorique. Tout à fait froid, le corps restant immobile, il devient une cause d'accidents contre lesquels on ne saurait trop se prémunir par l'exercice et surtout par la natation.

SECONDE PARTIE

DES BAINS DE MER.

Lorsque le corps de l'homme est plongé dans un bain de mer, l'harmonie qui existait alors entre ses différentes fonctions se trouve brusquement interrompue, et, suivant les susceptibilités plus ou moins grandes de chaque individualité, suivant la résistance que présente son organisme, il se produit des variations importantes, mais dont le maximum d'intensité aura pour siége tel ou tel appareil. Ce sont ces modifications que nous allons examiner.

Mais, si chaque individu apporte avec lui des variétés dans la modalité d'action du bain, chaque bain lui-même va différer de celui qui le précède et de celui qui le suivra au point de vue de ses résultats sur l'homme. De plus, les divers moments de l'immersion seront caractérisés par des effets nouveaux. Aussi, et pour procéder avec ordre, allons-nous examiner ce qui survient :

1° Au moment de l'immersion;

2° Pendant la durée du bain;

3° Après la sortie de l'eau.

En même temps nous rechercherons si les effets consécutifs du bain ne permettent pas de les classer par séries, en se basant uniquement sur les phénomènes physiologiques.

1° *Au moment de l'immersion.* — Les faits qu'on observe alors sont de très-courte durée, mais ils sont aussi bien caractéristiques :

C'est d'abord une impression très-vive, un véritable saisissement et en même temps un malaise général indéfinissable, qui a fait reculer plus d'un baigneur et l'a empêché de prolonger le bain ou d'en renouveler l'épreuve. A cela se joint un frisson plus ou moins intense qui, parcourant tout le corps, détermine un resserrement de la peau tel que cette membrane semble se recouvrir instantanément d'aspérités plus ou moins saillantes : c'est ce que l'on a coutume d'appeler la chair de poule. Les extrémités sont engourdies, le tact est perverti et même anéanti pour quelques instants. En même temps que ces phénomènes, il en survient un autre à peu près constant, et qui, à vrai dire, semble être le plus effrayant, bien qu'en réalité il ne le soit nullement; je veux parler de l'oppression épigastrique. On dirait alors qu'un poids considérable est appliqué au creux de l'estomac, en s'irradiant à l'entour de la ceinture et détermine une suffocation. Bien qu'on ne sache pas d'une manière précise la cause de cette sensation, elle peut, avec raison, être attribuée d'une part au trouble qu'occasionne le changement de milieu, l'homme passant alors de l'air dans l'eau; — d'autre part, et surtout, à l'augmentation de la pression que supporte cette partie : la pression barométrique se trouvant renforcée par la hauteur de la colonne d'eau qui pèse sur l'épigastre. Quoi qu'il en soit de la nature intime de ce phénomène, l'effet est toujours le même : la respiration se trouve brusquement ralentie et même suspendue quelques instants, et la circulation participe au même ralentissement. Tels sont les phénomènes qui caractérisent l'entrée dans le bain et que nous groupons sous le titre de *frisson initial* pour le différencer de celui qui surviendra plus tard.

2° *Pendant la durée du bain.* — Mais à peine le baigneur a-t-il eu le temps de ressentir ces impressions et de se reconnaître en quelque sorte au milieu de cette surprise générale, que la scène change, et nous voyons apparaître les signes de la *réaction initiale* (car, ainsi que nous le verrons tout à l'heure, il y a une autre réaction à laquelle seule on a conservé ce nom, car elle est précisément le but vers lequel on tend dans les bains froids). Eh bien, cette réaction initiale qui succède au frisson initial se manifeste par un bien-être général. Autant tout d'abord il y avait de malaise, autant maintenant le corps semble être allégé et se trouver dans son élément véritable. En effet, les mouvements qui tantôt étaient pénibles, sont devenus faciles, la peau se colore, la chaleur qui l'avait abandonnée reparaît à la surface, la respiration est plus large, non pas que les inspirations soient plus fréquentes, mais elles sont plus amples, la poitrine se dilate plus volontiers, et la circulation a repris son type normal. Ne croyez pas pourtant que chaque personne voie apparaître ces modifications dans le même espace de temps; non, si elles sont généralement très-promptes à se manifester, d'autres fois elles sont d'une *lenteur extrême*, ainsi qu'on le remarque chez les natures languissantes, à chairs molles et flasques. Tant que ces phénomènes réactionnels se produisent, le bain est bienfaisant, mais aussi ce bénéfice ne se prolonge pas indéfiniment.

Qu'arrive-t-il, en effet, après quelques minutes? Ce que nous avons vu survenir au moment de l'entrée dans le bain se produit de nouveau. Le même frisson se manifeste, quelquefois même il est plus intense que le premier, et, chose remarquable, tandis que l'habitude du bain semblerait devoir créer une sorte d'immunité contre ce frisson, il n'en est rien. Les personnes, au contraire, qui prennent fréquemment les bains de mer, voient ce *frisson secondaire* arriver bien plus promptement que toutes les autres. Vous comprendrez du reste, aisément, la raison de cette espèce d'anomalie, quand vous saurez que le bain froid, et par excellence le bain de mer, ont pour but d'activer certaines fonctions de la peau. En pareille circonstance, n'est-il pas naturel que l'organe auquel on s'adresse le plus fréquemment devienne aussi plus impressionnable? Aussi, pour ne point perdre le bénéfice du bain, n'attendez jamais ce frisson secondaire, sortez de l'eau avant qu'il ait eu le temps de se produire.

3° *Après la sortie de l'eau.* — De même que nous avons eu un frisson initial et un frisson secondaire que je viens de vous expliquer, nous avons aussi une réaction initiale que vous connaissez déjà et une réaction secondaire qui, elle, apparaît à la sortie de l'eau. C'est une véritable poussée vers la peau et nous en reparlerons tout à l'heure avec plus de détails. Mais déjà nous pouvons établir que cette manifestation étant le véritable but du bain, on ne saurait attacher une trop grande importance à ce qui la caractérise, à ce qui l'entrave et à ce qui la facilite. Aussi dans tout ce qui a trait au bain de mer ne faut-il jamais perdre de vue le point capital, cette réaction.

Effets consécutifs des séries de bains. — Si maintenant nous recherchons dans leur ordre de succession les effets que peuvent produire des séries de bains, avec M. Roccas nous les classerons d'abord du premier au cinquième, puis du sixième au dixième et ainsi de suite par série jusqu'à la fin d'une saison de bains. Mais hâtons-nous de le dire, cette exposition n'a rien de mathématique, le corps de l'homme se refusant toujours à toute appréciation rigoureuse.

Or, du premier au cinquième bain, les baigneurs accusent toujours de la lassitude, de l'accablement, une certaine paresse dans les mouvements. Leurs membres sont comme brisés; certaines personnes éprouvent même de l'oppression ou des étouffements et surtout de l'excitation nerveuse pour peu qu'elles y soient prédisposées. Le sommeil est lourd chez les adultes; chez les enfants il y a de l'insomnie, quelquefois des maux de tête et très-fréquemment quelques dérangements du tube digestif. En thèse générale, ces faits cessent peu à peu; mais en d'autres circonstances ils persistent quand même et imposent l'obligation de suspendre pendant quelques jours les bains.

Du sixième au dixième bain, le malaise et les douleurs des premiers jours ont disparu; alors la peau a repris son activité, la transpiration est plus facile, le sommeil est bon et les fonctions digestives primitivement troublées ont repris leur harmonie.

Du onzième au quinzième bain toutes les fonctions sont régulières : un bien-être nouveau caractérise cette période. Parfois, au contraire, un peu de fièvre qui n'est qu'éphémère annonce au baigneur la nécessité de quelques jours de repos.

A partir du seizième bain tout est rentré dans l'ordre naturel; la santé est parfaite et la gaité indique du reste les bonnes dispositions de l'individu. Aussi quelques praticiens ont-ils cru qu'à ce moment il fallait savoir s'arrêter. Le fait est vrai jusqu'à un certain point : si pour les adultes il y aurait quelque imprudence à continuer au delà du vingt-cinquième bain sans mettre quelques jours d'interruption, il n'en est pas de même des enfants que l'on doit baigner aussi longtemps que la température le permet.

Des modifications qui surviennent dans chaque appareil. — Au commencement de cette lecture, nous avons vu certains détails qui pouvaient être considérés comme un hors-d'œuvre, mais nous allons maintenant en trouver l'application dans l'examen des effets que produit le bain de mer dans chaque appareil. En effet, quelle est l'action du bain de mer sur chaque fonction?

La respiration devient plus active, plus facile, plus ample.

La grande circulation, accélérée d'abord, se ralentit peu à peu.

La circulation capillaire, constamment excitée par le bain de mer, en éprouve une influence très-salutaire; c'est à cette cause que l'on doit attribuer l'amaigrissement de l'embonpoint lymphatique, de même que la diminution des tumeurs ganglionnaires, autrement dites les glandes, si fréquentes dans l'enfance.

Quant à la digestion elle n'est pas moins avantageusement modifiée. S'il est vrai que les premiers bains amènent parfois un embarras du tube digestif, on ne saurait méconnaître que l'appétit devient, en général, plus grand et la digestion plus facile. C'est encore à cette amélioration des fonctions digestives qu'on doit, à mon avis, attribuer les transformations que subissent alors les scrofuleux. Sans doute, la scrofule a ses manifestations de préférence dans le système lymphatique; mais, en remontant plus haut et jusqu'à la genèse du mal, c'est à un défaut d'équilibre entre l'assimilation et les fonctions excrémentitielles qu'il faut attribuer la production de cette maladie. Facilitez les digestions, et maint scrofuleux se guérira sans que vous y songiez. Ainsi, à ce double point de vue, devons nous insister sur l'importance du bain de mer.

Le système nerveux est-il influencé par le bain? Mais n'avez-vous pas vu les forces diminuer d'abord, puis augmenter et cela dans le même bain au moment de la réaction initiale? Il en est de même dans la réaction secondaire; aussi les convalescents, les gens épuisés par des fatigues morales ou physiques ou encore par une croissance trop rapide vont-ils retirer des bains de mer des résultats remarquables de bien-être.

Des variations dans les effets du bain de mer. — Voilà ce que l'observation de tous les jours a permis de constater après chaque bain ou après chaque série de bain ou encore dans chaque appareil. Mais il s'en faut de beaucoup que ces phénomènes se produisent avec l'invariabilité méthodique que nous avons dû mettre dans cette exposition. Il fallait nécessairement grouper les faits suivant leur évolution sériaire. Vous ne serez donc pas étonnés quand je vous dirai que certaines personnes après une saison de bains n'éprouvent aucune amélioration dans les souffrances qui les avait conduites au bain de mer. Elles suivent religieusement les conseils qu'on leur donne et s'en retournent parfois chez elles avec de bien sombres pensées pour l'avenir. C'est qu'il en est du bain de mer, l'eau minérale par excellence, comme de toutes les eaux minérales qui, le plus souvent, ne produisent leurs effets qu'après le départ du baigneur, et c'est principalement chez les femmes qu'on a lieu de constater ces manifestations tardives. Laissez-moi vous en citer un exemple. Une jeune fille du Jura vint à Dunkerque, d'après mes conseils, prendre des bains afin de modifier une chlorose des plus prononcées. La première saison fut suivie complétement, mais avec beaucoup de peine, par cette personne que le bain impressionnait très-désagréablement; mais, grâce à une surveillance attentive, elle prit environ 25 bains et partit pour le Jura, bien convaincue que les bains de mer ne lui avaient été d'aucune utilité, puisqu'alors elle se sentait absolument dans le même état qu'au moment de son arrivée. Sa sœur qui l'accompagnait était désolée d'avoir entrepris un tel voyage sans que la malade en eût retiré quelque bénéfice. J'eus beau annoncer et promettre une amélioration prochaine, on ne voulut pas me croire. A quelque temps de là, je recevais une lettre de la sœur de la malade; elle m'annonçait que mes prédictions s'étaient réalisées.

et qu'après deux mois de retour dans sa famille, la jeune fille, autrefois languissante, n'était plus reconnaissable. Voilà un exemple frappant de la lenteur des manifestations des bains de mer. L'année suivante, cette jeune fille revint, et cette fois, suivit avec courage son traitement, qui fut couronné d'un plein succès.

Mais c'est surtout chez les enfants qu'on a lieu de s'étonner des résultats des bains de mer ; ce ne sont plus ici des améliorations partielles, c'est une véritable métamorphose. Le bain de mer peut à la longue créer une nouvelle individualité organique ; si l'on veut en prendre la peine, au bout de quelques années un enfant malingre et chétif sera franchement robuste et vigoureux.

A quoi donc attribuer ces heureux résultats que le bain froid de rivière ne suffit pas à amener? Sans doute la température de l'eau rend ces bains toniques et par le refoulement des liquides de la périphérie vers l'intérieur ils provoquent une réaction qui vient donner une nouvelle vie au réseau capillaire sous-cutané; mais il faut à cette cause ajouter la minéralisation de l'eau de la mer. Comme je le disais tout à l'heure, c'est l'eau minérale par excellence ; il est vrai que les sels dissous dans cette eau ne sont pas absorbés par la peau comme on le prétendait en Allemagne, puisque nous avons démontré précédemment qu'au-dessous de 20° il n'y a guère d'absorption par la peau; mais ces sels augmentent la densité de l'eau, modifient son pouvoir conducteur pour le calorique, et rendent plus énergique la percussion que le flot de la mer, véritable massage, va sans cesse produire sur la peau. Enfin l'atmosphère maritime ne contribue pas moins largement à modifier l'organisation du baigneur.

Soins à prendre avant le bain. — Il convient d'abord de faire observer que l'on ne peut impunément entrer dans le bain quel que soit l'état dans lequel on se trouve : ce serait s'exposer à de véritables dangers. Ainsi on ne peut le faire :

1° Immédiatement après un repas. Cette recommandation paraîtra sinon ridicule, du moins inutile, tant elle est connue de chacun. A cela, je répondrai par le dénombrement des gens qui toutes les années périssent par inobservance de ce précepte. Il importe donc de mettre toujours un certain terme, trois heures au moins, entre le repas et le bain. Aussi pour éviter cet embarras, nos voisins les Anglais ont-ils coutume de prendre surtout les bains le matin : je parle, remarquez-le bien, de la *coutume anglaise* pratiquée *en Angleterre*.

2° Quand le corps est en sueur, se plonger dans l'eau froide, c'est faire comme Alexandre le Grand qui, malgré sa grandeur, dut reconnaître que l'hygiène était au-dessus de sa puissance royale. Comment, en effet, voulez-vous que la réaction se produise alors que le corps vient de dépenser toute son énergie dans une expansion périphérique : la sueur ?

3° Quand le corps est froid, car il est nécessaire de marcher un peu avant d'entrer dans l'eau, et toujours dans le même but, pour faciliter la réaction.

Des différentes manières de prendre le bain. — Il faut entrer franchement dans l'eau en se mouillant tout le corps de suite et ne jamais y pénétrer graduellement.

Quant au bain par surprise, qui consiste à plonger rapidement le baigneur entre deux lames, la tête la première, suivant la longueur du corps, et cela huit ou dix fois en quelques minutes, il est généralement mauvais, occasionne des maux de tête et ne doit être mis en usage que dans certaines conditions déterminées par le médecin.

Il y a trois autres manières de prendre le bain : 1° l'une consiste à s'asseoir sur la plage et à y attendre le flot; c'est le procédé des poltrons, que je ne conseillerai à personne; 2° les deux autres pratiques les plus usitées consistent : l'une en mouvements alternatifs de flexion et de redressement; 3° l'autre en promenades, ou bien encore on se fait traîner dans la mer, le corps immobile faisant la planche.

Quel que soit le procédé que l'on emploie, il est indispensable de ne pas rester inactif dans le bain ; aussi la natation est-elle un des principaux éléments de succès. Si vous ne savez pas nager, eh bien ! marchez.

Quant à l'influence de la haute ou de la basse mer sur le bain, elle est nulle; quoi qu'on en ait dit, on peut impunément entrer dans l'eau pendant le flux ou le reflux, en prenant les précautions qu'exige la nature du sol (relativement aux sables mouvants) ou la rapidité plus ou moins grande de l'ascension du flot.

De plus, il convient de ne jamais recevoir la lame en pleine poitrine, dans la crainte de fatiguer outre mesure cette partie du corps par des chocs trop violents et trop répétés. Afin d'éviter cet inconvénient, quand le flot arrive présentez-lui le flanc, ou bien encore, soulevez-vous en même temps que la vague qui, elle aussi, va faciliter votre mouvement ascensionnel.

Durée du bain. — La durée d'un bain varie avec chaque individu ; mais, comme vous l'avez vu, le point essentiel est de ne jamais attendre le frisson secondaire, qui n'est autre chose qu'une véritable sommation de sortir de l'eau. Un bain ne doit jamais dépasser 15 minutes au maximum. J'entends quelques personnes se récrier et me dire qu'elles ont pris impunément, et cela pendant une saison entière, des bains d'une demi-heure et même plus. A cela, il n'y a qu'une réponse possible mais péremptoire : « Ce bain de mer n'a jamais été nuisible, il est vrai ; mais quel bien en a-t-on retiré ? Aucun : cette espèce de bain a affaibli, mais il n'a jamais fortifié personne. »

Chez les enfants, deux ou trois minutes d'immersion suffisent, cinq au maximum, et chez les femmes, huit à dix minutes.

Certaines personnes, ne pouvant rester longtemps dans l'eau, ont imaginé le bain fractionné, qui consiste à rentrer dans l'eau après en être sorti, et après s'être promené quelques instants sur la plage, et cela assez longtemps pour que la somme des immersions successives soit égale à un bain d'au moins quinze minutes. Mais ce raffinement n'a pas sa raison d'être ; c'est éteindre ou, — passez-moi le mot, — c'est noyer la réaction à mesure qu'elle tend à se produire.

Soins à prendre après le bain. — Après la sortie de l'eau, il convient de s'essuyer *comme l'on veut.* Je dis comme l'on veut, parce qu'on s'est ingénié à admettre qu'en laissant la peau quelque peu humide, l'eau de la mer, en s'évaporant, y abandonnait son sel qui, finalement, excitait la peau ou y était absorbé. C'est une idée erronée, qui n'est fondée que sur une inexactitude physiologique. Mais une recommandation plus sérieuse, c'est de ne point rester assis sur le sable après la sortie de l'eau, et de marcher dans le but de favoriser les fonctions de la peau ; enfin, de ne jamais se coucher après le bain et d'attendre une demi-heure avant de prendre le repas.

A Dieppe, à Boulogne et dans d'autres stations de bains de mer, on a imaginé le pédiluve chaud ou bain de pied après le bain. Non-seulement je considère cette pratique comme inutile, mais je la crois très-suspecte. Elle ne convient que dans certaines conditions déterminées : chez les personnes à circulation très-languissante, ou lorsqu'il faut faire appel au sang qui, au lieu de descendre, aurait de la tendance à remonter. De plus, cette inégalité de température, si elle n'empêche pas la réaction, doit certainement en entraver la marche.

Combien on peut prendre de bains par jour. — Un seul bain par jour, c'est une règle dont on ne doit jamais se départir. Certaines gens croient activer leur cure en doublant les bains, c'est-à-dire en en prenant deux chaque jour ; mais elles ne songent pas que la peau n'est pas un objet que l'on fait fonctionner à volonté. Aussi arrive-t-il alors qu'au lieu d'obtenir de bons résultats on finit par s'épuiser. Une seule exception est permise, c'est pour les enfants scrofuleux qui, après le huitième bain, peuvent en prendre deux par jour, et alors on diminue la durée de chacun d'eux. Mais, encore une fois, s'il n'y a pas urgence, ne cherchez pas à violenter le travail de la nature.

De la réaction. — Je reviens encore sur la réaction dont je vous ai déjà si souvent parlé ; car c'est le phénomène qui domine l'histoire du bain de mer, de même que nous avons vu l'absorption par la peau être le pivot de l'étude du bain tempéré. A quels signes donc reconnaîtra-t-on une bonne réaction? La peau est chaude, douce au toucher, la respiration est facile et ample, la transpiration cherche à se produire, le pouls est calme, le baigneur ne ressent point de battements de cœur; enfin il y a un bien-être qui prédispose au mouvement. Quelle différence n'existe-t-il pas entre ces signes et ceux qui surviennent quand la réaction ne se fait pas ! Alors, en effet, on a la chair de poule, le visage est pâle, les yeux caves, les lèvres bleues ou décolorées, les forces abattues ; un frisson continuel parcourt le corps, on ne peut se réchauffer, la peau se couvre de taches bleues, violettes; enfin il y a un malaise général.

« Vous exagérez, me dira-t-on peut-être, et jamais les faits ne vont au point que vous signalez. » Le tableau que je viens de tracer n'est pourtant autre chose que celui que je voyais naguère sur cette plage. Des jeunes filles me disaient : « Nous avons pris un bon bain ; » elles s'étaient tout simplement fatiguées en restant trop longtemps dans l'eau, et la réaction ne s'opérait pas à cause de ce séjour trop prolongé dans la mer.

Que faire alors ? Une friction générale, un peu de vin généreux et surtout la marche suffisent d'ordinaire pour ramener le fonctionnement de la peau.

Durée d'une saison. — On a cru pouvoir établir que la durée d'une saison était de vingt-cinq bains; il n'en est rien. Sans doute il est rare qu'on puisse outrepasser cette mesure sans en éprouver de la fatigue; mais, à vrai dire, la limite d'une saison est fixée par le moment où le bain ne détermine plus ce bien-être que l'on ressentait dans le principe, et, en thèse générale, cette limite oscille entre vingt et trente bains. S'il y a eu des intervalles entre quelques bains, la saison peut naturellement être prolongée. Les enfants nerveux ou irritables ne doivent jamais dépasser quinze bains. Quant aux scrofuleux, ils peuvent en prendre indéfiniment, en ayant soin toutefois de mettre quelques jours de repos entre chaque saison, qui pour eux serait forcément de vingt à vingt-cinq bains chacune.

Des accidents qu'entraîne le bain de mer. — J'ai peu de chose à vous dire des accidents que produisent les bains de mer ; ce sont : 1° des éruptions légères qui cèdent à l'emploi de lotions vinaigrées ou à quelques bains chauds si elles sont persistantes ou douloureuses ; 2° de la courbature qui force de suspendre les bains ou qui disparaît souvent par un exercice modéré, une promenade ; 3° des dérangements de corps qui se dissipent d'eux-mêmes, empêchent de continuer les bains pendant quelques jours et d'autres fois que le bain de mer supprime lui-même ; 4° enfin, des maux de tête que le repos ou les affusions froides dissipent parfaitement bien.

Indications et contre-indications du bain de mer. — C'est dans l'enfance et après la première dentition seulement (à moins de cas *exceptionnellement rares*) que les bains de mer produisent les plus beaux résultats. On comprend aisément qu'à cet âge il doive en être ainsi, puisque c'est alors que la vie a son maximum d'activité, mais il ne faut guère en faire usage avant trois ans. Après cette période vient la puberté, dans laquelle se complète l'organisation ; s'il s'agit de croissances tardives, c'est alors surtout que le bénéfice en sera réellement sensible. Aussi voit-on ce moyen réussir chez les jeunes gens nerveux, sans appétit, mangeant peu et dormant mal ; de même encore chez les convalescents, chez ceux qu'une vie studieuse a absorbés, ou enfin chez ceux qui ont grandi rapidement ou chez les jeunes filles qui, suivant l'expression ordinaire, ont du mal à se former. Dans l'âge adulte, il ne faut en user que dans les cas de nécessité absolue : car, suivant le précepte de Celse, on doit prendre garde d'user dans la bonne santé les moyens propres à rétablir la mauvaise. Mais les vieillards doivent toujours s'en abstenir.

Quant aux maladies qui interdissent l'emploi de ce moyen, elles n'entrent guère dans notre sujet : notons seulement les affections organiques et les maladies de poitrine confirmées.

Bains d'eau de mer chauffée. — On ne saurait méconnaître qu'il existe une différence énorme dans les effets que produit le bain de mer froid ou celui d'eau de mer chauffée ; sans aucun doute c'est au premier qu'il faut toujours donner la préférence. Mais il est des circonstances où l'on ne peut guère y recourir ; dans l'hiver, par exemple, on ne peut compter sur le bain de mer froid, et pourtant il est parfois indispensable de ne pas attendre la belle saison pour agir sur certaines organisations ; ou bien encore le bain à la lame est quelquefois trop actif et demande à n'être employé qu'après un certain séjour au bord de la mer. Dans ces conditions le bain d'eau de mer chauffée remplacera avantageusement les bains à la lame, il servira de moyen de transition et devra être pris à température peu à peu décroissante. C'est donc une ressource précieuse qu'on ne doit jamais dédaigner ; aussi a-t-elle pris de nos jours une très-grande extension, non-seulement sur les bords humides et froids de la Manche, mais encore dans toutes les stations de l'Océan.

CONCLUSION.

Encore quelques mots, et je termine. Si je me permets d'user encore pendant quelques instants de votre bienveillante attention, c'est qu'il me reste à vous parler d'une chose très-importante; je veux dire l'avenir même de la société, représenté ici par l'enfance.

Michelet, dans son lyrisme habituel, a dit non sans raison que notre société si agitée, si violente, est une vrai guerre à l'enfance. S'il y a de l'amertume dans ces paroles, on y trouve aussi des accents d'une vérité parfaite. Comment, en effet, ne pas se rappeler les paroles de Juvénal : « Mens sana in corpore sano. » Pour être sain d'esprit il faut être sain de corps. Or, tous les jours nous voyons des enfants scrofuleux par naissance délaissés dans des réduits obscurs ou abandonnés dans les hospices, et que l'air de la mer sauverait d'une mort imminente; dans une autre classe de la société, c'est la scrofule artificielle qu'engendre l'oisiveté du luxe, et qui ne songe pas à chercher sur les plages de la mer un soulagement à son mal. Comment de tels êtres pourront-ils un jour constituer des citoyens utiles? Ce n'est pas tout, en effet, de prendre des bains de mer, l'atmosphère maritime ne joue-t-elle pas un rôle bien puissant? Ne vous est-il jamais arrivé en vous promenant le long du littoral, de passer la langue sur vos lèvres et d'y percevoir une saveur saline qui s'y renouvelle sans cesse? Eh bien, ce phénomène va de suite nous expliquer comment l'atmosphère maritime peut être si salutaire. On avait supposé, malgré les affirmations contraires de Pline, que l'eau de la mer en s'évaporant entraînait avec elle les sels qu'elle renferme en dissolution pour les déposer ensuite partout où elle se condense. Ce n'est pas ainsi qu'il faut considérer le fait; sans cesse battue par le flot, l'eau de la mer est en quelque sorte pulvérisée, réduite en poussière excessivement ténue, c'est dans cet état qu'elle se dépose non-seulement sur nos lèvres, mais encore qu'elle pénètre jusque dans les dernières ramifications des bronches. Ce procédé de la nature, l'art ne l'a-t-il pas employé avec le plus grand succès dans nos stations thermales où tous les jours on va respirer dans la salle d'inhalations l'eau minérale *pulvérisée?*

Par cette voie s'opère une absorption incessante, dont l'activité ne saurait être égalée que par l'étendue de la membrane qui en est le siége. Si à cette cause vous ajoutez le renouvellement constant de l'air occasionné par les brises de terre et de mer qui alternent suivant la hauteur du soleil, vous comprenez combien cette atmosphère doit seconder le bain de mer dans son action reconstituante; et pourtant c'est une vérité à peu près méconnue! Il existe en France une société protectrice des animaux, une société d'acclimatation; on fait chaque jour des concours pour l'amélioration des races ovines et même porcines; mais, avant de songer à améliorer les races d'animaux, ne serait-ce pas plutôt à transformer la race humaine en favorisant l'établissement des enfants scrofuleux sur le littoral, que devraient tendre les efforts des mais du progrès ? Car en même temps ce serait chercher à produire des hommes qui un jour pourraient être utiles à la société au lieu d'en être les parias (1).

L'administration de l'Assistance publique de Paris l'a du reste bien compris, lorsqu'elle a établi à Berck, sur le bord de la mer, à côté de Calais, un hôpital où sont déversés tous les enfants scrofuleux et rachitiques qui autrefois encombraient les hôpitaux de la Capitale, prenant chaque jour des bains de mer, jouant constamment sur la plage, exposés même aux ardeurs du soleil ou aux intempéries de l'hiver, puisqu'ils y restent à demeure pendant quelques années, s'il est besoin. Ces enfants sont déjà une preuve vivante de l'action restauratrice de l'air marin, et cet essai fonctionne à côté de nous et donne les plus beaux résultats ! Pourquoi donc, puisque la voie nous est ouverte, ne chercherions-nous pas à nous mettre aussi à la tête de ce progrès réellement social? On a, dans ces derniers temps, voulu installer sur notre plage un vaste hôtel des bains de mer : la chose, m'a-t-on dit, s'exécutera et je ne saurais trop applaudir à cette idée qui donnera aux baigneurs la seule habitation qui leur convienne. Mais, en face de nos dunes immenses que le soleil inonde et dont l'air n'est jamais vicié par les émanations malsaines qu'engendre toute cité un peu populeuse, ce n'est pas seulement un hôtel qu'il faudrait construire, mais un hôpital avec toutes ses dépendances, et même des logements d'ouvriers ; car, si l'un est la demeure du riche, les déshérités de la fortune n'ont-ils pas aussi quelques droits à notre sollicitude? C'est donc un appel que je fais, en terminant, à la popula-

(1) Voir le traité de Brochard. *Des Bains de mer chez les enfants.*

lation dunkerquoise, en lui montrant du doigt une véritable œuvre de bienfaisance bien plus légitime que celle qui consiste à parquer la misère dans des caves sombres et malsaines. Alors on ne pourra nous appliquer cette légende que raconte un médecin de Florence : « Deux enfants parés de toute la grâce attendrissante de la jeunesse meurent dans les hôpitaux de cette ville. Sur la figure de l'un d'eux se peint une langueur pleine d'amertume ; les yeux de l'autre s'éteignent dans une ombre éternelle. *Ces enfants*, dit ce médecin, *ne seraient pas morts si on avait pu les envoyer à la mer.* »

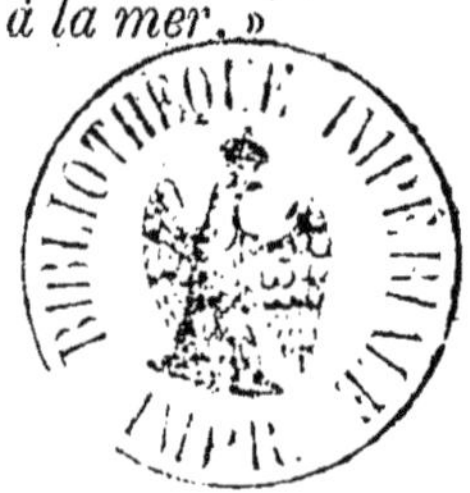

Paris. — Typ. A. PARENT, rue Monsieur-le-Prince, 31.

www.ingramcontent.com/pod-product-compliance
Ingram Content Group UK Ltd.
Pitfield, Milton Keynes, MK11 3LW, UK
UKHW020505180726
13839UKWH00004B/1916